DU

CHLORHYDRATE DE PILOCARPINE

SON ACTION ET SES INDICATIONS

Dans la thérapeutique des affections oculaires

PAR

Le D' G. BÉRANGER

Ancien externe des hôpitaux de Paris (Médaille de bronze)
Elève de l'école des Hautes-Etudes, membre de l'Association scientifique de France
de la Société de Médecine pratique de Paris
Ancien Rédacteur en chef du journal l'*Ecole de Médecine*

PARIS

TYPOGRAPHIE COLLOMBON ET BRULE
22, RUE DE L'ABBAYE, 22.

—

1878

CHLORHYDRATE DE PILOCARPINE

DU

CHLORHYDRATE DE PILOCARPINE

SON ACTION ET SES INDICATIONS

Dans la thérapeutique des affections oculaires

PAR

Le D' G. BÉRANGER

Ancien externe des hôpitaux de Paris (Médaille de bronze)
Elève de l'école des Hautes-Etudes, membre de l'Association scientifique de France
de la Société de Médecine pratique de Paris
Ancien Rédacteur en chef du journal l'*École de Médecine*

PARIS

TYPOGRAPHIE COLLOMBON ET BRULE

22, RUE DE L'ABBAYE, 22.

1878

DU

CHLORHYDRATE DE PILOCARPINE

SON ACTION ET SES INDICATIONS

Dans la thérapeutique des affections oculaires

INTRODUCTION

Le Jaborandi, importé en France vers la fin de 1873, par le Dr Coutinho, de Pernambuco, semblait posséder des propriétés thérapeutiques telles que, dès son apparition, il fut accueilli avec le plus grand enthousiasme par tous les expérimentateurs et par tous les praticiens. C'était à la fois un médicament sialagogue, sudorifique et drastique qui semblait dépasser, dans ses propriétés, tous ceux analogues alors du domaine de la thérapeutique. Son indication était journalière dans le rhumatisme, les épanchements, les hydropisies. Dans tous les cas, en un mot, où on doit chercher l'augmentation de toutes les sécrétions naturelles et user de diurétiques et de drastiques, le Jaborandi offrait, à un haut degré, les qualités nécessaires. Mais après l'enthousiasme vint la réaction : c'est ainsi que souvent les choses se passent. On eut quelques déboires, les résultats ne répondirent pas toujours à l'attente, on constata quelques symptômes d'intoxication, principalement du côté des voies digestives, et ce médicament, qui donnait, lors de son apparition, de si grandes espérances, fut décrié par les uns, négligé par les autres, peu à peu oublié ou presque oublié par chacun. On revint bientôt, dans les cas où le Jaborandi semblait le plus indiqué aux médicaments diurétiques et drastiques classiques, et c'est ainsi qu'aujourd'hui il nous est à peine permis de voir ordonner le Jaborandi dans les hôpitaux. C'est un grand tort à notre avis. Il y a là certainement une substance précieuse qui donnera, lorsqu'elle sera encore mieux connue, les meilleurs résultats. Son emploi ne s'accompagnera que d'un petit nombre d'accidents et contre lesquels il sera toujours facile de lutter. La digitale, l'opium, la belladone, ces médicaments si précieux, ne peuvent-ils pas aussi, lorsqu'ils sont maniés d'une façon intempestive et à doses trop élevées, amener de formidables accidents et certes bien plus graves que ceux qu'entraîne l'usage du Jaborandi ? Et cependant ces médicaments sont d'un usage journalier. Ils permettent au praticien de lutter contre la maladie, d'en atténuer les effets, d'en retarder, dans nombre de cas, la fatale terminaison. Sans eux, combien de fois le médecin ne serait-il pas impuissant ? N'a-t-on pas dit que l'opium était le roi des médicaments ? Il nous serait facile de fournir encore nombre d'exemples semblables. Il en est de même du Jaborandi : il est des cas où ses indications existent et souvent elles sont formelles. Un jour ou l'autre (et nous espérons que ce temps n'est pas éloigné), l'emploi de ce médicament sera repris en sous-œuvre, et sa réhabilitation sera complète.

Du reste, cette réaction semble déjà s'accomplir dans l'esprit de certains hommes spéciaux et cette substance entre de de plus en plus dans la thérapeutique de certaines affections oculaires. Ce mouvement s'est surtout accentué depuis que les ophthalmologistes possèdent des sels de l'alcoloïde du Jaborandi ; entr'autres le chlorhydrate de pilocarpine. Sous cette forme, ils peuvent employer le médicament comme ils emploient les sels d'atropine, en instillations, et ils lui ont trouvé des propriétés entièrement opposées à ce dernier médicament. Ils lui ont reconnu d'énergiques propriétés myotiques. Les ophthalmologistes ont encore employé ce sel sous forme d'injections sous-cutanées, et ils ont sous cette forme évité les accidents qui avaient été observés après l'absorption par les voies digestives. Ce sont ces essais et les résultats qu'ils ont donnés, les indications du traitement, les procédés d'administration que nous avons l'intention de développer dans ces quelques pages. Nous chercherons encore, dans la mesure de nos forces, à interpréter les faits qu'il nous a été permis d'observer.

Qu'il nous soit permis, avant tout, d'exprimer à MM. les docteurs Courserant, Galezowski, Laborde, Hardy, les sentiments de notre profonde gratitude pour la bienveillance avec laquelle ils nous ont éclairé de leurs conseils et ont mis à notre disposition tous les documents et les observations qui nous étaient nécessaires.

NATURE. — PRÉPARATION

En Amérique, on embrasse sous le nom de Jaborandi un certain nombre de plantes diurétiques, alexi-pharmaques, etc., qui ne semblent pas être toutes de la même famille.

Celui qui fut importé en France, en 1873, par le docteur Coutinho de Pernambuco, provenait du Brésil et de l'Amérique méridionale. On le trouvait dans les contrées éloignées du littoral où les indigènes l'employaient d'une manière empirique contre la morsure des serpents.

D'après MM. Baillon et Planchon, cette plante appartient à la famille des rutacées; elle doit prendre le nom de *Pilocarpus pinnatus* ou *Pinnatifolius*.

Les propriétés sialagogues et diaphorétiques sont les mêmes qu'on administre l'infusion de feuilles de Jaborandi ou l'infusion des tiges. Toutefois l'infusion d'écorce de tiges semble être plus active.

Mais, dans cette plante, quel est le principe actif? On pourrait croire, comme le firent les premiers expérimentateurs, que les propriétés du jaborandi, étaient dues à une huile essentielle particulière qu'on rencontre dans les feuilles et l'écorce des tiges. Tout portait à accepter cette hypothèse, l'odeur aromatique spéciale à cette plante et la structure de ses feuilles dans lesquelles l'examen histologique décelait la présence de glandes analogues à celles de certaines plantes chez lesquelles on trouve de ces huiles essentielles; en particulier des plantes du genre citrus. On rechercha cette essence qui, soumise à la distillation fractionnée, fournit un carbure d'hydrogène. Celui-ci est un liquide incolore, mobile, d'une odeur spéciale et assez agréable; il bout à 178°. Il forme avec l'acide chlorhydrique deux bi-chlorydrates l'un solide, l'autre liquide qui, tous deux, ont la formule $C^{10}H^{10}2HCl$. Le solide se présente sous forme de cristaux incolores, transparents, fondant à 49° 5.

Puis vinrent les expériences du Dr Laborde : il démontra que ces essences et ce carbure étaient sans action sur les glandes salivaires et qu'on devait rechercher la substance active de cet arbrisseau dans les résidus de la préparation. Tout portait à croire que cette plante contenait un alcaloïde, mais les difficultés étaient de l'isoler. Le premier, M. Byasson (1875), fit connaître un nouvel alcaloïde extrait des feuilles du Jaborandi : il put même l'obtenir à un certain degré de concentration. Mais en même temps, M. E. Hardy découvrait de son côté le même alcaloïde. Considérant les analogies d'action qui existent entre le Jaborandi et la muscarine, il appliqua à la recherche de l'alcaloïde du pinocarpus le procédé employé par MM. Schmiedeberg et Koope pour isoler l'alcaloïde de l'Amanita muscaria ou fausse oronge. En agissant ainsi, il parvint à isoler complétement cet alcaloïde et put obtenir, en le combinant avec l'acide chlorhydrique, un sel cristalisable qu'on peut appeler chlorhydrate de Jaborandine ou de pilocarpine.

Voici, du reste, comment M. E. Hardy explique les procédés qui lui ont servi à obtenir ces sels de pilocarpiine.

« On fait un extrait aqueux des feuilles et des tiges, on
« reprend par l'alcool le résidu de l'évaporation ; on précipite
« par l'acétate de plomb ammoniacal, on filtre, on enlève
« l'excès de plomb par l'hydrogène sulfuré et on recueille ainsi
« de l'acétate de pilocarpine ; on ajoute à la solution du bi-
« chlorure de mercure qui précipite un sel double de mercure
« et de pilocarpine, et en décomposant le précipité par l'hydro-
« gène sulfuré, on obtient une solution de chlorhydrate de
« pilocarpine. »

« Pour mettre la base en liberté, on décompose le sel par
« l'ammoniaque en présence d'un excès de chloroforme. Le
« chloroforme abandonne à l'évaporation la pilocarpine
« libre.

« Le procédé suivant constitue une manière plus simple
« d'obtenir cette base :

« Faire une infusion de feuilles de la plante, réduire en
« consistance sirupeuse, mélanger avec un excès de magné-
« sie, évaporer à sec, reprendre le mélange par le chloro-
« forme, reprendre par l'eau, évaporer la solution. On ob-
« tient la pilocarpine à l'état de liberté, on traite par l'eau

« acidulée d'acide chlorhydrique et on évapore la solution qui
« dépose des cristaux de chlorhydrate de Pilocarpine. »

D'autres procédés ont été proposés depuis pour obtenir la pilocarpine d'une manière relativement facile et simple. Notre intention n'est pas de reproduire ici toutes ces diverses méthodes, qu'il nous suffise de faire connaître les noms de leurs inventeurs : Gerrard, Duquesnel, Petit et Kingzett.

Le principe, d'après les expériences de M. Galippe, semble exister en plus grande quantité dans l'écorce des tiges que dans les feuilles; on doit donc employer de préférence l'écorce des jeunes rameaux.

L'alcaloïde se présente sous forme d'une masse visqueuse, incolore, incristallisable, mais on a encore obtenu des sels bien définis et cristallisés. Le chlorhydrate est en lames déliquescentes; le nitrate de pilocarpine cristallise avec la plus grande facilité, en lames que l'examen à la lumière polarisée fait reconnaître comme appartenant au système orthorhombique ; le sulfate se compose également de cristaux très-nets. Le chlorhydrate de pilocarpine et de platine forme des prismes jaune rouge appartenant au système orthorhombique.

PROPRIÉTÉS PHYSIOLOGIQUES

Le chlorhydrate de pilocarpine possède les mêmes effets physiologiques que l'infusion de feuilles ou de tiges de Jaborandi : il nous suffira donc d'étudier avec soin les propriétés de ce dernier pour bien connaître celles du sel : quelques mots à la fin de cette étude suffiront pour expliquer quel mobile nous pousse à préférer dans la thérapeutique oculaire le chlorhydrate de policarpine au Jaborandi lui-même. Nous espérons même que nos confrères trouveront nos raisons suffisantes pour préférer dans bien des cas, les injections hypodermiques du sel à l'absorption par les voies digestives du médicament.

Mais dans notre étude physiologique, le but à atteindre doit rester notre guide : nous la diviserons donc en effets généraux et effets spéciaux sur les organes de la vision. C'est là une division nécessaire dans notre étude thérapeutique, car nous serions volontiers tenté de croire que le chlorhydrate de pilocarpine possède sur les organes de la vision deux actions bien distinctes : l'une analogue aux effets qu'on observe sur les autres systèmes de l'économie, l'autre toute spéciale et amenant un myosis quelquefois extrême.

La partie physiologique de notre travail se divisera donc en :

Effets généráux.

Effets spéciaux sur les organes de la vision.

1° Effets généraux.

Le Jaborandi a été administré à l'homme sous forme d'infusion à la dose de 3 à 4 gr. de feuilles, grossièrement pulvérisées, infusées dans 100 à 150 gr. d'eau. Cette infusion est plus active lorsqu'on laisse les feuilles infusées macérer dans le liquide pendant 24 heures. Le goût de cette infusion est aromatique et n'a rien de répugnant.

Après l'ingestion, au bout de quelques minutes, on voit se produire les phénomènes suivants : la peau de la face rougit un peu, quelquefois la congestion s'observe sur toute la surface cutanée. La peau est légèrement moite, la salive commence à affluer.

Tous ces phénomènes augmentent pendant les minutes qui

suivent et, après un quart d'heure, le malade est dans un véritable bain de vapeur. La salivation augmente aussi dans des
proportions considérables.

Des expériences ont prouvé que la sueur sécrétée sous l'influence du Jaborandi pouvait s'élever de 300 à 500 centimètres
cubes. Elle est légèrement opalescente, teinte due à la fois à
la desquammation épidermique et aux produits de la sécrétion
sébacée. Le Jaborandi ne limite pas, en effet, son action aux
glandes sudoripares, mais augmente également la sécrétion
des glandes sébacées. Dans les analyses faites par le Dr H. Robin, la quantité d'urée était augmentée : au lieu d'être de
0 gr. 480 par litre (Favre), elle pouvait s'élever à 2 gr. 69, le
même auteur a également constaté une augmentation des
chlorures.

Cette sudation a une durée variable : de une à plusieurs
heures; la moyenne est de deux heures et demie à trois
heures.

La salivation précède le plus souvent la sudation : on la
voit apparaître ordinairement deux minutes après l'absorption
du médicament : elle dure en moyenne deux heures. La
quantité recueillie, lorsque le malade est sous l'influence du
médicament, est de 100 cent. cubes au minimum et de
1,100 ou 1,200 centimètres cubes au maximum : la moyenne
est de 500 cent. cubes. Pour H. Robin, l'urée contenue dans
la salive serait également augmentée; d'autres expérimentateurs (Bougarel) seraient arrivés à un résultat inverse.

M. Gubler a constaté encore l'hypersecrétion de la muqueuse nasale et des glandes lacrymales, celle des glandes
muqueuses de l'arrière-gorge, de la trachée et des bronches.

Pendant tous ces phénomènes, le malade est tourmenté
par une soif vive ; il a perdu l'appétit, quelquefois on observe
des vomissements, des coliques, des vertiges, un peu de
pesanteur et d'alourdissement de la tête.

— 13 —

Lorsque l'action du médicament a cessé, le malade souffre encore d'une soif extrême : la peau, la gorge se dessèchent ; il éprouve de l'abattement et de la fatigue.

Le médicament aurait moins d'action chez l'enfant que chez l'adulte (Sydney, Ringer-Gould).

« En résumé, les propriétés sudorifiques et sialagogues du Jaborandi sont incomparablement plus marquées que celles de tous les agents thérapeutiques employés jusqu'à présent en médecine... Le médecin n'avait à sa disposition aucun sialagogue capable d'agir avec l'énergie du Jaborandi, par l'intermédiaire des voies circulatoires (1). »

Tels sont les résultats de l'observation sur l'homme. L'expérimentation *in anima vili* devait confirmer en partie ces données et augmenter les connaissances déjà acquises. Toutefois, les mêmes effets ne pouvaient être observés chez tous les animaux ; un certain nombre de ceux-ci, principalement ceux qui sont mis en expérimentation dans les laboratoires, tels que chiens, chats, lapins, cobaye, etc., ne possédant pas la propriété de suer. Au contraire, chez d'autres animaux, comme le cheval, on voit se produire la sudation comme chez l'homme.

Toutes les expériences démontrent péremptoirement chez les animaux une sécrétion des plus abondantes des glandes salivaires, du pancréas (M. Robin), des sucs gastriques, des liquides de l'intestin. On observe, en outre, du larmoiement et de l'hypersécrétion de la muqueuse nasale ; une fois même, sur un chien, le professeur Vulpian constata une production notable d'un mucus nasal sanguinolent.

Mais ces diverses hypercrinies se produisent-elles parce que le chien ne peut suer ? Ce serait là, volontiers, l'opinion du professeur Gubler. Cependant, rien ne choque dans la sup-

(1) Vulpian. *Pathologie expérimentale*. Ecole de médecine. (23 mars 1875.)

position que toutes ces glandes peuvent, sous l'influence du Jaborandi, devenir le siége d'une hypersécrétion analogue a celle qu'on observe pour les glandes salivaires.

Uu autre fait très-important, observé également chez le chien, est la production d'une diarrhée abondante, quelquefois sanguinolente (Bochefontaine et Galippe). Après la mort, on trouve les muqueuses gastriques et intestinales siége d'une vascularisation très-grande, avec desquammation épithéliale ; quelquefois même la congestion est assez intense pour produire de larges ecchymoses, qui s'étendent dans tout l'intestin grêle.

Le Jaborandi n'agit sur la circulation qu'à dose toxique : on voit alors celles-ci se ralentir et le pouls tomber à 30 ou 40 battements par minute.

D'après M. Robin, la tension du sang diminue chez l'homme et chez les animaux qui sont sous l'influence du Jaborandi.

La température s'élève quelquefois de 1 degré.

Notre intention n'est pas de nous étendre davantage sur les effets généraux du Jaborandi dans l'économie. Nous ne chercherons donc pas à nous expliquer tous ces phénomènes. Ils existent, cela nous suffit. Ils semblent avoir pour résultante d'augmenter toutes les sécrétions naturelles ; l'emploi du Jaborandi se trouve donc indiqué dans tous les cas d'épanchements séreux. N'aurons-nous pas à user de ces propriétés dans certaines affections oculaires ? C'est ce que nous nous réservons d'examiner dans une autre partie de ce travail.

Le chlorhydrate de pilocarpine a été employé par Weber en injectious hypodermiques ; il constata identiquement les mêmes phénomènes. La salivation, toutefois, semblait se produire plus rapidement de 3 à 5 minutes après l'absorption du médicament ; mais ces injections ne produisent jamais ni nausées, ni vomissements, lorsque le malade avait soin de bien rejeter la salive. La perte du poids du corps, après une sudation, est en moyenne de 2 kilogrammes. La dose normale des injections hypodermiques est de 0 gr. 02; il ne se produit alors aucun phénomène fâcheux.

Nous ne pouvons mieux faire, pour terminer cette étude, que de reproduire ici les deux tableaux suivants, que nous trouvons dans un petit opuscule de M. Alexandroff (clinique ophthalmologique du Dr Metaxas, Marseille), travail consciencieux, et contenant beaucoup sous un petit volume, et qui nous a fourni de nombreux éléments (1).

Dans ces tableaux, nous voyons les effets du médicament (injection sous-cutanée de chlorhydrate de pilocarpine, suivi minute par minute).

TABLEAU N° 1

L'injection fut pratiquée, en présence du Dr Metaxas, à 10 h. 34 m. La pilocarpine a toujours été injectée sous forme de chlorhydrate, à la dose d'environ 0 gr. 02.

10 h. 34. — Pouls, 76. Temp., 37.

10 h. 35. — Chaleur et congestions de la face, pouls fréquent.

10 h. 36. — Pouls, 96. Temp., 37. Légère salivation.

10 h. 37. — Pouls, 96. Temp., 37. Le ptyalisme augmente, moiteur de la face.

10 h. 38. — Pouls, 90. Temp., 37. Salivation abondante, la transpiration s'étend sur tout le corps, les yeux coulent abondamment.

10 h. 39. — Pouls, 90. Temp., 37. Salivation et transpiration abondantes.

10 h. 40. — Id., 87. Id., id.

10 h. 42. — Id., id. Id., id. La chaleur et la congestion cessent.

10 h. 47. — Id., id. Id., id.

10 h. 50. — Id., 76 Id., id. La peau est fraîche.

10 h. 55. — Id., id. Id., id.

11 h. — Id., 75. Id., id.

11 h. 30. — Id., 76. Id., id. Salivation et sudation toujours abondantes.

11 h. 45. — Id., id. Id., id.

12 h. — Id., id. Id., id.

(1) Du chlorhydrate de pilocarpine en injections hypodermiques, contre certaines affections oculaires, par G.-N. Alexandroff, chef de clinique du Dr Metaxas, — Marseille.

12 h. 30.— Id., id. Id., id. La transpiration diminue, mais la malade crache toujours abondamment, les yeux ne coulent plus.

3 h.   — Pouls., 76. Temp., 37. La malade est bien.

TABLEAU N° 2

L'injection est pratiquée à 11 h. 25 m. Mêmes doses.

11 h. 25. — Pou's., 72. Temp. 37.

11 h. 26. — Douleur instantanée au cœur, chaleur à la tête, congestion de la face, pouls accéléré.

11 h. 27. — Pouls, 100. Temp., 37. Salivation.

11 h. 28. — Pouls, 100. Temp., 37. Légère transpiration à la face, yeux humectés.

11 h. 29. — Pouls, 92. Temp., 37. Salivation abondante, la sudation s'étend sur tout le corps.

11 h. 30. — Pouls, 84. Temp., 37. Ecoulement des fosses nasales, salivation ; transpiration générale abondante.

11 h. 37. — Pouls, 90. Temp., 37. La chaleur et la congestion de la face cessent.

11 h. 40. — Pouls, 88. Temp,. id.

11 h. 44. — Id., 84.

11 h. 45. — Id., id. Id., id. La peau est fraîche, légers frissons, anxiété précordiale.

11 h. 48. — Pouls, 72. Temp., 37.

12 h. «« — Id., 72. Id., 37. Sudation et ptyalisme toujours abondants.

12 h. 15. — Id., 72. Id., 37. Nausées.

12 h. 25. — Id., 72. Id., 37.

12 h. 30. — Id., 72. Id., 37 La salivation et la sudation moins abondantes.

1 h. «« — Id., 72. Id., 37. Anxiété précordiale, nausées, légers frisson ; la transpiration et le ptyalisme diminuent.

2 h. 25. — Pouls 72. Temp., 37. Nausées, frissons ; la salivation et la sudation diminuent de plus en plus.

3 h. 30. — Pouls, 72. Temp., 37. la malade est tranquille ; la salivation et la transpiration ont disparu.

5 h.   — Pouls, 72. Temp., 37. Aucun malaise.

2° Effets spéciaux sur les organes de la vision.

Pour bien comprendre les effets physiologiques du chlorhydrate de pilocarpine sur les organes de la vue, il est nécessaire de rappeler en quelques mots la circulation et l'innervation du globe oculaire. Ce sont là toutefois des notions connues : nous serons donc très-bref et n'en dirons que ce qui est nécessaire à notre sujet.

Vascularisation. — Comme premier fait, et pour les éliminer, nous disons d'abord que tous les milieux de l'œil, cornée, cristallin, corps vitré, ne présentent trace d'aucun vaisseau. Il en est de même de la couche granuleuse externe et de la couche des bâtonnets de la rétine ; ils manquent encore dans la fosse centrale. Tous ces organes ne se nourrissent que par endosmose et imbibition.

Le système vasculaire de l'œil, ces organes écartés, peut subir deux divisions : on a le système rétinien et le système choroïdien, presque indépendants l'un de l'autre.

Dans le système vasculaire rétinien (artères et veines ophthalmiques), les capillaires sont très-fins, à mailles larges.

Le système choroïdien comprend des artères qui viennent des ciliaires courtes postérieures et des veines qui forment les *vasa vorticosa* : après s'être subdivisées et anastomosées entre elles pour former des arcades, ces veines donnent naissance par leur ensemble à un petit plexus conoïde, dont la base arrondie s'adosse à la grande circonférence de l'iris. Tous ces vaisseaux avec leurs capillaires intermédiaires forment deux plans superposés : le plan superficiel ou externe comprend les artères, les veines et toutes leurs divisions, le plan interne ou profond est constitué par le réseau des capillaires. Le système choroïdien fournit non-seulement à la choroïde, aux procès ciliaires, à l'iris, mais encore à la schlérotique, au bord de la cornée et à toute la partie avoisinante de la conjonctive. L'examen ophthalmoscopique permet d'étudier les variations de calibre des vaisseaux rétiniens et choroïdien

2

et c'est ainsi que l'atropine dilate les vaisseaux choroïdiens (1).

La pression intra-oculaire parait être sous la dépendance immédiate de la circulation. Quand la tension augmente dans le système artériel de l'œil, la transsudation du sérum sanguin augmente et la chambre antérieure reçoit plus de liquide, d'où distension du globe oculaire. Cette tension oculaire a été mesurée au manomètre et a été trouvée de 22 à 27 millimètres chez le chat, de 15 à 18 chez le chien. Elle subit des variations isochrones au pouls et aux mouvements respiratoires. Elle diminue par la compression de la carotide du même côté, par l'action de l'atropine, de la quinine, de la digitaline, etc.; elle augmente par la contraction des muscles de l'œil, par l'action de la calabarine, de la strychnine, etc.

L'influence de l'innervation, sur la pression intra-oculaire est controversée. L'extirpation du ganglion cervical supérieur chez le chat l'augmente; elle baisse, au contraire, par l'excitation du grand sympathique au cou (Hippel, Grünhagen.). Les opinions diffèrent encore sur les rapports qui existent entre la pressiou oculaire et l'état de la pupille; *habituellement le rétrécissement de la pupille s'accompagne d'une augmentation de pression, la dilatation pupillaire d'une diminution de tension oculaire.*

Innervation. — Nous n'avons pas à parler du nerf optique. Les nerfs sensitifs et trophiques de l'œil ont une double origine : les uns sont fournis par le cordon cervical du grand sympathique, les autres par le nerf ophthalmique de Willis, branche du trijumeau. C'est le rameau nasal de l'ophthalmique qui fournit les nerfs du globe de l'œil; les uns se rendent directement à cet organe, ce sont les nerfs ciliaires directs, les autres traversent auparavant le ganglion ophthal-

(1) *Physiologie humaine* de Braunis.

mique. L'iris reçoit de ces deux ordres de filets nerveux.

Les filets moteurs de l'iris viennent du moteur oculaire commun : ils traversent le ganglion ophthalmique. L'iris reçoit encore des nerfs moteurs de la racine fournie au ganglion par le grand sympathique. La physiologie, comme la pathologie, enseigne que le moteur oculaire commun préside à la contraction de la pupille et le grand sympathique à sa dilatation.

Les expériences de Claude Bernard et de Brown-Sequard ont démontré que la section du cordon cervical du grand sympathique et mieux l'arrachement de son ganglion supérieur déterminent :

1° Des phénomènes oculo-pupillaires qui sont la contriction de la pupille, la rétraction du globe de l'œil par paralysie du muscle orbitaire de H. Muller, la diminution de l'ouverture palpébrale par suite de ce retrait du globe oculaire ;

2° Des phénomènes vasculaires du côté de l'œil et de la moitié correspondante de la tête tels que dilatation des vaisseaux artériels, capillaires et veineux, augmentation de la pression artérielle et de la température du côté opéré, exagération de la sensibilité.

Les accidents diminuent, puis peuvent finir par disparaître, mais les accidents oculo-pupillaires persistent jusqu'à la mort (1).

Ainsi, la section du sympathique cervical paralyse les vaisseaux, mais son excitation produit des effets inverses, et souvent ces dilatations et constrictions vasculaires sont sollicitées par voie reflexe.

Ces notions générales sont encore à compléter par le résultat des nombreuses expériences d'Adamüch, de von Hippel, et

<hr>

(1) *Leçons sur les Résultats*, du Dr Panas.

de Grünhagen qui avaient pour but de rechercher l'influence des différents nerfs de l'œil sur la tension intra-oculaire.

L'excitation du centre cilio-spinal donne une augmentation de la tension intra-oculaire, constatée au moyen d'un manomètre placé dans l'œil. A l'ophthalmoscope, les artères sont rétrécies, les veines au contraire, dilatées et gorgées de sang.

L'excitation du cordon cervical du grand sympathique est accompagné des mêmes symptômes. Par contre, la section ou l'excitation, non plus du cordon cervical mais du ganglion supérieur du grand sympathique, fait baisser la tension. Pour Adamüch; cette augmentation de tension serait due, non à l'exagération de la tension intra-oculaire et de l'humeur aqueuse sous l'influence de l'excitation du grand sympathique, mais à la gène de la circulation veineuse. Ces veines, comprimées au niveau de leur passage à travers la schlérotique, là où se trouvent des fibres musculaires lisses qui se contractent sous l'influence de l'excitation du grand sympathique : il y aurait donc obstacle au retour du sang veineux. Pour Von Hippel et Grünhagen, cette augmentation de tension serait due à la contraction des fibres du muscle orbitaire de Muller.

Si l'excitation porte sur le trijumeau, l'augmentation de tension est encore plus intense et plus rapide à se produire. Elle est encore plus durable. La tension artérielle s'élève comme celle intra-oculaire. Mais, si après l'excitation du cordon cervical du grand sympathique, la tension oculaire n'augmente que du côté de l'excitation, il n'en est plus de même après l'excitation du trijumeau ; la tension s'observe dans les deux yeux. Cette augmentation de tension due au trijumeau n'est enfin influencée ni par la section du grand sympathique, ni par l'atropinisation. D'après Von Hippel et Grünhagen, il y aurait dans le trijumeau des fibres qui dilateraient activement les vaisseaux et, suivant ces auteurs, ce nerf remplirait, à l'égard de l'œil, le rôle d'un nerf activant la transsudation ou la sécrétion.

Enfin, les expériences de Donders et de Claude Bernard ont fait connaître que la contraction de la pupille n'est pas sous la dépendance exclusive du moteur oculaire commun ; la branche ophthalmique de Willis a aussi une action sur elle par l'intermédiaire des éléments sympathiques qu'elle contient. L'action vaso-dilatatrice de ces filets sympathiques pourra être invoquée pour expliquer la contraction de la pupille consécutive à leur excitation, en admettant toutefois une congestion et une dilatation des vaisseaux iriens. On sait, en effet, que la congestion est la cause de la contraction pupillaire qui accompagne les iritis et que, dans ces cas, l'atropine est impuissante à dilater la pupille. Toutefois, un certain nombre d'auteurs pensent que les fibres nerveuses agissent directement sur les fibres musculaires de l'iris et que c'est à cette action que sont dus les mouvements de cette membrane. Donders partage cette opinion et l'appuie sur le fait suivant, à savoir : que l'excitation du grand sympathique est suivie d'une dilatation de l'iris, même chez les animaux décapités alors qu'ils n'existe plus de circulation.

Ces prémisses pourront paraître fort longs ; mais, à notre avis, ils étaient nécessaires pour bien comprendre les quelques expériences que nous avons instituées. Dans ces expériences, en effet, nous avons pu non-seulement constater les propriétés myotiques du chlorhydrate de pilocarpine, mais encore reconnaître à ce médicament des propriétés particulières sur la tension intra-oculaire. Du moins, c'est l'interprétation que nous pouvons donner des faits observés.

Que M. le Dr Laborde veuille bien recevoir ici le témoignage de toute notre gratitude, pour l'extrême complaisance et la grande bonté avec lesquelles il a mis à notre disposition, en ces circonstances, son profond savoir et sa grande habitude de l'expérimentation.

Nos expériences ont été faites sur des chiens, des lapins, des cochons d'Inde. Dans toutes, que ce soit des instillations ou des injections sous-cutanées, nous fîmes usage d'une solution dans laquelle entrait 0 gr. 40 centigr. de chlorhydrate de pilocarpine pour 10 gr. d'eau distillée de laurier-cerise.

Notre intention est de reproduire ici les observations qu'il nous fut permis de faire, puis ; ensuite, nous interpréterons les faits.

Expérience I. — Un chien de forte taille est mis en expérience à cinq heures six minutes du soir, on lui fait une injection dans la région temporale, six gouttes environ de notre solution. Vingt minutes après, salivation des plus abondantes, puis survient de l'urination, des nausées, quelques contractions énergiques du diaphragme sans que les effets aillent jusqu'aux vomissements. Enfin, bientôt une diarrhée des plus abondantes. L'œil est observé pendant toute l'expérience, et bien que l'observation soit très-difficile, le tapis de cet animal se confondant par ses teintes avec la teinte irienne, on peut constater un agrandissement notable de la pupille des deux côtés, dilatation qui ne se montre qu'après tous les autres symptômes, et alors que ceux-ci existent depuis un certain temps. Deux heures après le début de l'expérience, la dilatation était telle qu'on peut à peine distinguer l'iris.

Expérience II.—Dans le pli de l'aine d'un cobaye de taille moyenne, on fait une injection sous-cutanée de 3 gouttes de solution de notre chlorhydrate de pilocarpine. Trois minutes après, cette substance commence à manifester ses effets. L'animal est anxieux, il erre de côté et d'autre, se pelotonne, ramène son train de derrière, éprouve manifestement certains troubles. Ceux-ci, quelques minutes après, se décèlent par une urination abondante, des selles d'abord naturelles, puis bilieuses ; du côté des glandes salivaires, sans que chez cet animal la salivation soit bien manifeste, il s'est produit cependant quelque chose, car sans cesse l'animal se frotte le museau avec les pattes. Comme troubles intestinaux : l'animal ressent des coliques, il est pelotonné sur lui-même et, par moment, on peut à distance entendre des borborygones.

L'examen pupillaire fait pendant toute la durée de l'expérimentation présente une dilatation qui n'est mise en doute par aucune des personnes qui assistent à l'expérience. Cette dilatation a commencé alors que les phénomènes généraux étaient dans toute leur intensité et elle s'est maintenue tout le temps que dure l'influence du chlorhyorate de pilocarpine.

Expérience III. — Un second cobaye est mis en expérience le même jour; *il nous a présenté une série de faits qui viennent manifestement à l'appui de la thèse que nous soutenons.*

Une instillation d'une goutte de notre solution est faite dans l'œil droit. Le premier phénomène observé est une rétraction subite de la pupille, mais en quelques secondes elle revient à son diamètre, le second phénomène est au bout d'une demi heure une diminution de la pupille d'au moins 1|3; en même temps on peut observer et, suivant une évolution parallèle, un ptosis de la paupière supérieure Mais alors il n'y a aucun phénomène général : les symptômes, à ce moment, sont donc le larmoiement, le ptosis de la paupière supérieure et la rétraction pupillaire.

Puis nous constatons que ces phènomènes s'arrètent dans leur évolution ; dix ou quinze minutes après le début de l'expérience, la pupille se dilate progressivement, acquiert les dimensions de celle du côté opposé, et, au bout de quelques minutes, les pupilles sont manifestement dilatées, et dans les mêmes proportions que chez le cobaye qui nous a servi à l'expérience précédente. Le ptosis de la paupière supérieure, le larmoiement étaient devenus moins intenses, mais persistaient néanmoins.

Mais, en même temps que la rétraction pupillaire s'arrêtait et pendant tout le temps de cette évolution de la rétraction vers la dilatation, on pouvait observer des phénomènes généraux qui furent en tout semblables à ceux que nons avions observés chez notre premier cobaye : ce sont des coliques, des selles abondantes, une urination très-intense, etc.,

Expérience IV. — Un autre chien, de taille moyenne, est également mis en expérience; on lui fait dans un des yeux une instillation d'une goutte de la solution ordinaire. Au moment de l'instillation, on peut constater une contraction subite de la pupille, mais contraction passagère ; en quelques secondes, la pupille est revenue à ses dimensions ordinaires. Ce n'est que quinze minutes après que la véritable rétraction commence; elle est à son apogée une demi-heure environ après le début des expériences, et, par son fait, la pupille a diminué de plus des cinq sixièmes de son diamètre. Il y a en même temps du larmoiement, et les paupières sont moins ouvertes que celles du côté opposé; la paupière supérieure est animée de temps en temps de petits mouvements spasmodiques.

Expérience V. — Le lapin qui est mis à notre disposition a subi, il y a deux ans, lasec tion du cordon cervical du grand sympathique du côté gauche; sa pupille, de ce côté, est très-dilatée. Nous faisons, avec tous les égards dus à un tel vétéran de l'expérimentation, à 4 h. 55 minutes, une instillation d'une goutte de notre solution. Au moment de l'expérience, la pupille a un diamètre de 10 millimètres. Nous observons une contraction immédiate de la pupille, qui, rapidement, revient à son diamètre normal. La contraction réelle, due au médicament, ne commence guère qu'à 5 h. 5 minutes, c'est-à-dire une demi-heure environ après l'instillation. Lorsque l'effet est complet, la diminution de la pupille est de 3 mill. La pupille, du côté gauche, a un diamètre de 6 mill. et demi ; on y fait également une instillation, et, au bout d'une demi-heure, on constate une diminution de la pupille, qui n'a pas été au delà de 2 mill. Mais, à la suite de cette deuxième instillation, il survient un peu de salivation sans que les accidents généraux aient été autrement accentués. Ainsi, la contraction pupillaire a été observée des deux côtés, mais elle a été moins grande du côté où le grand sympathique est intact. Mais on ne peut considérer ce phénomène comme absolu, puisqu'au moment de cette deuxième expérience, il s'est produit quelques signes d'effets généraux, qui peuvent avoir combattu l'effet myosique du médicament. Sur cet animal, j'ai observé également le ptosis, que nous avons constaté sur les autres animaux.

Telles furent les expériences que nous instituâmes ; mais elles étaient incomplètes, car ces animaux ne pouvaient nous faire connaître les sensations qu'ils éprouvaient du côté de la vision ; nous jugeâmes bon de nous mettre nous-même en expérience.

Le 6 juillet, nous nous instillons dans l'œil droit, légèrement hypermétrope, une goutte de la solution suivante :

Eau distillée de laurier-cerise. . . . 10 gr.
Chlorhydrate de pilocarpine. . . . 0 gr. 10 centigr.

Au moment de l'instillation, nous éprouvons une sensation vive de piqûres, les vaisseaux de la conjonctive sont le siége d'une congestion intense : ces phénomènes s'accompagnent d'un larmoiement abondant. Mais ces phénomènes ne sont que passagers, ils s'arrêtent au bout de quelques minutes. C'est une irritation locale et du moment que nous attribuerons volontiers, non au chlorhydrate de pilocarpine, mais à l'eau de laurier-cerise dans laquelle il est dissous. Lorsqu'on emploie une solution de ce sel dans de l'eau distillée ordinaire, on n'observe rien de semblable.

Les phénomènes apparaissent vingt minutes après l'instillation ; la pupille commence à se contracter. La vision des objets rapprochés reste très-nette, mais au loin, à une distance de 50 à 60 mètres, si nous cherchons à distinguer des caractères que nous distinguons parfaitement auparavant, nous ne les voyons plus que derrière une gaze légère ; la sensation que nous éprouvons ne peut être mieux comparée qu'à celle qu'on éprouve en regardant un objet à travers un verre où se trouve de l'eau. Petit à petit, cette sensation augmente pour les objets plus rapprochés de nous, et après dix minutes il nous est impossible de distinguer les traits d'une personne à cinq mètres de nous.

La pupille à ce moment est très-contractée.

Nous nous livrons à la lecture ; il nous est impossible de lire les caractères ordinaires à la distance de 15 à 20 centimètres, comme notre hypermétropie nous oblige à faire ordinairement ; nous sommes forcé de rapprocher les livres ; nous sommes devenu myope. Un fait à noter est que, si au milieu de notre lecture, nous levons la tête et regardons au loin, pour ensuite revenir à notre lecture, au premier moment nous constatons que notre myopie a diminué et que nous pouvons lire les mêmes caractères à une distance plus grande, mais en moins d'une minute le trouble reparaît et pour distinguer les caractères, nous sommes forcé de rapprocher le livre.

Nous avons à déplorer de ne pas avoir eu en ce moment, à notre disposition, une boîte de verres concaves qui nous auraient permis de constater notre degré de myopie.

Ces phénomènes ne durèrent que peu de temps ; vingt à vingt-cinq minutes après leur début, ils devenaient moins intenses, et après une demi-heure à trois quarts d'heure nous pouvions reprendre notre lecture à la distance ordinaire les objets éloignés se voyaient avec leur netteté habituelle.

A ce moment, le myosis persistait toujours.

Nous avons éprouvé pendant toute la durée de l'expérience de la douleur dans toute la région sous-orbitaire et temporale, et au moment où les troubles oculaires étaient les plus intenses une douleur analogue à celle de la migraine du même côté. Nous expliquerons volontiers cette douleur par la fatigue que la lecture nous a imposée, car nous ne l'avons pas observée chez les malades auxquels nous avons conseillé tout repos de la vision dans les heures qui suivirent l'instillation. Enfin, dans l'œil lui-même, mais peu prononcé, nous avons ressenti une sorte de constriction de tout le globe oculaire.

Dix heures après l'instillation, la contraction pupillaire était encore très-manifeste.

Dans une note adressée à l'Académie des sciences, M. le Dr Coursserant donnait les résultats obtenus par des instillations de chlorhydrate de pilocarpine pratiquées sur lui-même.

Après avoir reconnu la grande supériorité d'énergie d'action de l'atropine sur la pilocarpine, M. Coursserant a cherché sur quel organe la pilocarpine exerçait en premier lieu son action.

Voici en quelques mots comment l'expérience était conduite :

L'astignatisme léger de l'auteur est connu pour l'œil en expérience ; devant une lumière fixe, le diamètre pupillaire est noté, l'unité prise. Instillation de pilocarpine. Diamètre pupillaire noté minute par minute.)

Avant qu'il ne se soit produit de modification dans le diamètre de la pupille, la réfraction est modifiée. L'astigmatisme n'existe plus.

M. Courserant pense, d'après ses expériences, que le muscle ciliaire est le premier impressionné, et que le premier effet est une excitation régulière de toutes ses fibres, faisant disparaître par une compression uniforme exercée sur le cristallin le léger astigmatisme résultant peut-être d'une contraction irrégulière du muscle de Bowmann à l'échelle ordinaire. M. Coursserant a de plus noté la myopie produite par la pilocarpine, fait intéressant qui lui avait déjà été signalé par M. Maurice Duboys de la Vignerie, chef de clinique du Dr Meyer.

Que conclure au point de vue physiologique de ces expériences. Nous voyons deux effets essentiellement différents, en apparence contradictoires, selon les conditions où nous nous plaçons.

Si nous faisons une instillation, pas de phénomènes généraux et contraction énergique de la pupille avec ptosis de la paupière supérieure.

Si c'est une injection sous-cutanée, phénomènes ordinaires de l'emploi du jaborandi et dilatation de la pupille.

Occupons-nous tout d'abord de ce second fait, quelle explication en donner ? C'est ici que nous risquerons une opinion que malheureusement nous n'avons pu contrôler scientifiquement, mais qui nous semble confirmée par l'expérience et la clinique. Nous pensons que sous l'influence de la déperdition rapide qui se fait par les glandes de la peau, par les glandes salivaires et quelquefois par celles du tube digestif, il se produit une diminution de la tension intra-oculaire. Nous aurions bien désiré pouvoir prouver expérimentalement l'opinion que nous émettons, à l'air du manomètre, à l'aide de l'examen ophthalmoscopique : mais nous devons l'avouer, nous étions trop inexpérimentés pour réussir : nous n'avons su placer nos manomètres, nous n'avons pu apercevoir assez nettement les vaisseaux choroïdiens. Somme toute, nous avançons une opinion que nous laissons à d'autres plus habiles le soin de vérifier.

Mais sur quoi pouvons-nous nous appuyer ? Notre hypothèse tout d'abord n'a rien en elle-même d'absurde. Au moment où se produisent tous ces phénomènes généraux qui tous aboutissent à une perte extrême de liquides (puisque les expériences ont prouvé que dans de telles circonstances l'homme perd environ deux kilos de son poids), la circulation doit être plus rapide dans l'œil, comme ailleurs ; le liquide sanguin doit avoir moins de tendance à passer dans les milieux qui sont nourris par infiltration ; peut-être même ces liquides tendent-ils plus facilement à rentrer dans la circulation générale : en tout cas, il est encore aisé de comprendre que la circulation étant plus rapide, ils doivent se renouveler plus souvent. Il y aurait donc à la fois diminution de la tension intra-oculaire, prouvée encore par un autre fait, l'agrandissement de la pupille. N'est-il pas admis que la dilatation de la pupille accompagne toujours la diminution de la tension oculaire ? N'est-ce pas un signe reconnu par chacun ? N'est-il pas vrai encore qu'après de grandes hémorrhagies, après de grandes pertes, alors que la circulation artérielle présente au manomètre une diminution de tension, il y a dilatation de la pupille ? Pourquoi ne pas admettre une action semblable sur le globe oculaire lorsque pendant et après les effets généraux du chlorhydrate de pilocarpine on constate aussi une dilatation de la pupille ? Les effets seront les mêmes : il y aura diminution de tension oculaire, il y aura aussi consécutivement, renouvellement plus rapide des liquides de l'œil et c'est ainsi que nous pourrons expliquer les effets bienfaisants que la thérapeutique oculaire a retirée de l'emploi des injections de chlorhydrate de pilocarpine dans des cas d'iritis, de glaucome, de corps flottants du corps vitré, d'amauroses consécutives à l'intoxication nicotique. Il se passe en ces circonstances des phénomènes de déplétion analogues à ceux qui indiquent l'emploi du Jaborandi où du chlorhydrate de pilocarpine, dans les cas d'épanchements soit pleurétiques, soit abdominaux.

Qu'il nous soit permis de relater ici quelques observations qui viennent à l'appui de notre thèse.

OBSERVATION I. — *Iridochoroïdite rhumatismale* (clinique ophthalmologique du Dr Métaxas, à Marseille).

Le nommé C. François, âgé de 27 ans, forgeron, s'est présenté à la clinique le 24 juillet 1877, pour une affection de l'œil droit.

Ce malade, de tempérament sanguin, a toujours joui d'une bonne santé; mais il y a un mois, il commença à souffrir de l'œil droit; il voyait, dit-il, des mouches volantes et supportait difficilement la lumière. Peu à peu, ces phénomènes allèrent en augmentant et la vue diminua tellement, qu'il pouvait à peine distinguer une personne : c'est alors qu'après diverses alternatives, il alla demander l'avis du Dr Métaxas.

Voici ce qui fut constaté ce même jour : l'œil gauche est sain; la vision de ce côté, normale.

L'œil droit rouge, les vaisseaux conjonctivaux engorgés, injection péricornéale. Sur la partie supérieure de la cornée on observe un ulcère qui n'arrive pas sur les bords de la pupille; l'iris a perdu sa couleur normale, cependant la pupille se dilate facilement sous l'action de l'atropine.

A l'éclairage oblique, l'humeur aqueuse est trouble et présente de petits flocons blanchâtres, qui se déposent au fond de la chambre antérieure et se déplacent pendant les mouvements de tête du malade. Les milieux de l'œil sont excessivement troubles; l'exploration des membranes profondes est impossible et la vision complétement abolie.

La pression au niveau de la région ciliaire est douloureuse; la tension du globe est exagérée; douleurs périorbitaires.

Instillations d'atropine : Iodure de potassium à l'intérieur; application de deux sangsues à la tempe correspondante.

Le 26 juillet. — Malgré le traitement institué, les symptômes se sont aggravés : les douleurs circumorbitaires plus intenses, la tension oculaire plus exagérée, le globe légèrement proéminent. Il y a certainement une poussée glaucomateuse.

L'indectomie est proposée : le malade refuse de s'y soumettre.

Le 27 juillet. — Etat de l'œil toujours fort grave.

De nouveaux renseignements fournis par le malade font penser à une origine rhumatismale. C'est à la clinique de ce jour, pour la première fois, qu'on emploie le chlorhydrate de pilocarpine par la voie endermique, en injectant au bras quatre à cinq gouttes d'une solution au 1/10, c'est-à-dire environ deux centigrammes. (C'est à cette dose que cet alcaloïde a été injecté chez tous les malades qui font le sujet du travail de M. Alexandroff.)

Instillations d'atropine, le reste du traitement est suspendu.

Le 28 juillet. — Le malade a passé une meilleure nuit, les douleurs ont diminué, la tension est moins forte.

Le 29 juillet. — Seconde injection.

Le 30 juillet. — L'amélioration continue, l'humeur aqueuse est beaucoup moins trouble, ainsi que le corps vitré ; la tension a encore beaucoup diminuée ; le malade commence à distinguer les objets.

Le 1er Août. — Nouvelle injection.

Le 2 août. — Les milieux de l'œil sont beaucoup plus transparents. On explore avec faculté le fond de l'œil, lequel ne présente rien d'anormal ; l'acuité visuelle est assez bonne, la tension normale ; l'ulcère de la cornée complétement cicatrisé.

Après la cinquième injection, la vision est complétement rétablie ; l'examen ophthalmoscopique démontre que les milieux de l'œil sont parfaitement transparents. Le malade quitte le *lendemain* la clinique.

OBSERVATION II. — Iritis rhumatismale (clinique du Dr Métaxas, à Marseille).

Vers les premiers jours d'octobre dernier, on amena au cabinet du Dr Métaxas une jeune fille, de tempérament lymphatique, âgée de 18 ans, qui se plaint de ne pouvoir, depuis une quinzaine de jours, supporter [la lumière ; en même temps elle souffre, depuis la même époque, des douleurs périorbitaires intenses qui s'aggravent toujours sur le soir. Quant à la vision, elle dit qu'elle voit les objets à travers un voile.

La mère nous dit que cette jeune fille avait eu, pendant son enfance, et à différentes reprises, des inflammations des yeux, inflammations qui, d'après les mêmes renseignements, ne l'avaient jamais empêchée de regarder la lumière.

Depuis deux à trois ans, la jeune fille s'est plainte de douleurs musculaires, elle eut le poignet gauche enflé et douloureux.

Un traitement approprié avait été institué à cette époque et elle allait mieux lorsque, il y a deux mois, elle ressentit encore les mêmes douleurs.

Aujourd'hui la jeune malade ne présente aucun symptôme rhumatismal. En examinant les yeux, on trouve la cornée saine et parfaitement transparente ; les pupilles sont normales, cependant les mouvements de l'iris se font difficilement, et le champ pupillaire est nuageux. On peut éclairer le fond de l'œil au moyen du miroir, mais la pupille ainsi que les vaisseaux rétiniens se voient à travers un nuage assez épais.

Instillation d'atropine.

Le second jour les pupilles sont fort inégales. Il y a des synéchies postérieures.

La pilocarpine est administrée par la voie endermique ; les instillations d'atropine sont continuées.

Le troisième jour, les adhérences sont en grande partie déchirées, la pupille droite est ronde, celle de l'œil gauche beaucoup moins inégale que la veille. La vue est à peu près la même. — Seconde injection.

Le quatrième jour, la pupille gauche normale, toutes les adhérences ont disparu, les milieux de l'œil beaucoup moins troubles; on peut voir la pupille et les vaisseaux rétiniens, mais toujours à travers un léger nuage, la vue bien améliorée. — Troisième injection.

Le sixième jour, une nouvelle injection est pratiquée. — Amélioration évidente, le corps vitré s'éclaircit de plus en plus.

La cinquième injection, enfin, fut suivie bientôt du retour de l'œil à l'état physiologique; l'acuité visuelle est tout à fait normale, en neutralisant, bien entendu, par un verre bi-convexe + 10 l'action de l'atropine.

Depuis ce temps, on a eu l'occasion de revoir cette jeune fille et de constater que la guérison se maintient toujours.

OBSERVATION III. — *Irido choroïdite rhumatismale* (clin. du
Dr Metaxas. Marseille.)

Vers le commencement du mois de septembre dernier, on conduisit au cabinet du Dr Metaxas la nommée Thérèse Almand, sage-femme, habitant Salon, âgée de 53 ans.

Cette dame, de bonne constitution, dit qu'elle commença, il y a trois ans, à éprouver de violentes douleurs de tête. Depuis cette époque, la vue diminua peu à peu au point que la vision est, depuis deux ans, complètement abolie de l'œil gauche. Depuis six mois, l'œil droit fut atteint, et, actuellement, cette malade peut à peine se conduire.

Cette femme présente, du côté des yeux, les symptômes suivants : pupilles complètement déformées, synéchies postérieures multiples. Le champ pupillaire ne présente, à l'éclairage oblique, aucune altération organique, mais à l'ophthalmoscope on voit que le corps vitré est complètement trouble; l'exploration des membranes profondes est impossible.

Tous les renseignements, que nous demandons, ne peuvent nous éclairer sur la nature du mal.

Traitement : frictions mercurielles, iodure de potassium, intillations d'atropine.

Un mois plus tard, nous revoyons la malade, il y a une légère amélioration; placée le dos à la fenêtre, elle peut, de l'œil droit, distinguer les doigts. Les pupilles sont toujours inégales. Le corps vitré reste toujours trouble.

Cette dame entre à la clinique le 1er novembre.

Le jour, première injection de chlorhydrate de pilocarpine; le lendemain matin, elle dit à M. Métaxas qu'elle peut distinguer nos visages.—Deuxième injection.

Le 3 novembre au matin, comme par enchantement, nous constatons devant les médecins qui fréquentent la clinique une amélioration surprenante. La malade a pu montrer avec le doigt, les deux aiguilles d'une montre, sans pouvoir dire l'heure. A l'ophthalmoscope, le corps vitré semble beaucoup moins trouble; on peut même distinguer un peu le fond de l'œil.

Ce jour, troisième injection.

Le lendemain, 4 novembre, cette malade put encore, mieux que la veille, distinguer les aiguilles de la montre ; elle nous dit même l'heure.

Les adhérences persistent, le corps vitré continue à s'éclaircir, on peut examiner le fond de l'œil, cependant on voit toujours la papille et les vaisseaux rétiniens à travers un nuage.

Après la cinquième injection, l'amélioration continue, la malade peut parfaitement se conduire dans la maison, mais une fois dans la rue elle distingue difficilement les personnes qui passent à côté d'elle.

En examinant à l'ophthalmoscope l'œil gauche, nous découvrons vers l'ora-serrata une tumeur, dont nous ne pouvons pas déterminer la nature Le champ visuel de cet œil est très-rétréci ; celui de l'œil droit à peu près normal ; en fermant l'œil gauche, la malade peut marcher sans aucune difficulté.

Le neuvième jour, elle quitte la clinique et, d'après les renseignements fournis par le médecin du pays, l'amélioration se maintient.

OBSERVATION IV. — *Hémorrhagie rétinienne* (clin. du Dr Metaxas. Marseille.)

La nommée Louise Tissaud, âgée de 26 ans, couturière, demeurant rue Joliette, 71, s'est présentée à la Clinique, vers la fin du mois de ma dernier.

Cette demoiselle, de bonne constitution, légèrement anémique, n'a jamais eu de maladie, elle a été myope dès sa naissance.

Un matin, dit-elle, vers le mois d'avril dernier, elle s'aperçut en se réveil-lant, qu'elle ne voyait pas de l'œil gauche. Elle espérait toujours que la vision lui reviendrait, mais son état ne s'étant pas amélioré, elle vient au-jourd'hui réclamer les secours de l'art.

Les yeux n'offrent à l'extérieur aucune altération organique.

A l'ophthalmoscope l'œil gauche présente un léger staphylôme postérieur et sur la région de la macula on remarque une tache noire triangulaire de forte dimension ; tout autour d'elle ; plus en dehors, trois autres petites taches de la grandeur d'une tête d'épingle.

Malgré la position de l'hémorrhagie, la vision centrale n'est pas complète-ment abolie ; la jeune demoiselle parvient encore à déchiffrer le numéro 4 1/2 de Snellen. Le champ visuel de cet œil est normal.

A droite, staphylôme postérieur aussi, et traces de foyers hémorrhagiques anciens.

La malade ne sait pas à quoi attribuer son affection. Elle dit qu'elle ne se rappelle avoir eu à cette époque, ni émotion vive, ni colère violente.

Les divers organes sont examinés avec soin, mais ils ne présentent rien d'anormal, sinon un léger souffle anémique au cœur et dans les vaisseaux.

Traitement : iodure de potassium à l'intérieur ; ferrugineux.

Cette jeune fille vient toujours nous voir une fois par semaine; l'état général s'améliore, mais la vision reste toujours la même.

Cinq mois plus tard, dans les premiers jours d'octobre, elle se plaint que non-seulement elle ne trouve pas d'amélioration du côté gauche, mais encore que la vision de l'œil droit commence à baisser.

L'exploration ophthalmoscopique à cette époque, du fond de l'œil gauche, montre que la tache triangulaire, ainsi que les trois autres petites, n'avaient subi aucune modification. A droite, en dehors de la macula, deux petits foyers hémorrhagiques anciens, de la grandeur d'une tête d'épingle, ont pris une couleur blanchâtre ; il y a probablement à ce niveau dégénérescence du tissu rétinien.

Pressé par les instances réitérées de cette demoiselle, qui vient tous les ours implorer notre secours, M. Métaxas m'engagea à employer le chlorhydrate de pilocarpine. Le 25 octobre, première injection. — Le 27, deuxième injection.

Après la troisième injection cette demoiselle nous dit qu'elle voit un peu mieux de l'œil gauche, elle lit ce jour le numéro 3 1/2 Snellen.

A l'ophthalmoscope, nous constatons, en effet, ce jour, une légère différence dans la couleur de la tache; elle est moins épaisse, et à la partie supérieure et inférieure elle subit un commencement de résorption.

Un jour après la quatrième injection, amélioration manifeste. La malade lit le numéro 3 Snellen ; l'exploration ophthalmoscopique montre que la tache diminue encore d'épaisseur et d'étendue.

Douze jours encore après le commencement du traitement, c'est-à-dire après la septième injection, la malade a pu lire, quoique avec difficulté, les plus petits caractères (numéro 1 1\2) Snellen. A cette époque, la tache triangulaire s'est réduite en une bandelette noire fine, en *S* italique, les autres parties du triangle ayant disparu, et après la couleur normale du fond de l'œil.

Le 1er décembre, à la clinique de ce jour, la malade put lire le numéro 1 de Weeker.

OBSERVATION V. — *Iritis rhumatismale* (Clin. du Dr Metaxas).

La nommée Louise Aiguillon, domestique, âgée de 45 ans, s'est présentée à la clinique le 23 novembre dernier.

Cette femme, d'une constitution robuste, jouit d'une assez bonne santé ; elle souffre seulement de temps en temps de douleurs rhumatismales, elle eut même, l'année dernière, le poignet enflé et douloureux.

Il y a dix jours, elle sentit des douleurs vives à l'œil gauche, qui s'est immédiatement congestionné. Quelques jours plus tard, elle alla consulter un médecin et malgré un traitement institué, l'état de cette femme n'a fait qu'empirer tous les jours; les douleurs ont augmenté d'intensité et la malade ne peut plus rien voir de cet œil.

3

Elle vient aujourd'hui réclamer nos soins, avec d'autant plus d'insistance qu'un néphéllon central rend la vue du côté droit assez défectueuse.

A gauche, le globe oculaire est fortement injecté ; la cornée est saine : pupille très-irrégulière ; synéchies postérieures multiples, surtout à la partie supérieure, l'iris a perdu sa couleur normale, l'humeur aqueuse est rouble, léger hyphœma ; le corps vitré a complétement perdu sa transparence ; l'exploration du fond de l'œil complètement impossible.

La malade ne distingue rien de cet œil, pas même la vive lumière projetée par le miroir. — Douleurs périorbitaires excessivement intenses. Instillations d'atropine.

Le lendemain, 24 décembre, pupille très-irrégulière, synéchies postérieures plus évidentes ; même état que la veille. — Première injection de pilocarpine.

Le 25. — La malade a passé une meilleure nuit ; les douleurs sont moins vives. — Deuxième injection.

Le 26. — Cette femme a bien dormi ; elle commence à distinguer la lumière, l'hyphœma a complétement disparu, l'humeur aqueuse est moins trouble. En faisant regarder la malade en haut on peut entrevoir, à l'ophthalmoscope, le fond rouge de l'œil. — Troisième injection.

Le 27. — La malade distingue bien les doigts. A l'éclairage oblique l'humeur aqueuse est parfaitement transparente ; au miroir, le fond de l'œil paraît rouge dans toute son étendue ; les douleurs ont complétement cessé. — Quatrième injection.

Le 28. — La malade vient à la clinique très-heureuse ; la vue se rétablit. J'ai pu distinguer aujourd'hui la pupille et les vaisseaux rétiniens à travers un léger nuage ; les vaisseaux conjonctivaux sont dégorgés ; il reste encore une légère injection péricornéale.

Le 29. — Les milieux de l'œil sont transparents et l'on peut explorer parfaitement le fond de l'œil.

OBSERVATION VI. — *Glaucome double absolu. Iridectomie.* (Clin. du Dr Galezowski (personnelle).

Ch. S., 38 ans, caissier-comptable.

Cet homme éprouva les premiers symptômes de son affection, il y a 18 mois environ. Quand le soir il se livrait à un travail exagéré, il voyait autour des flammes des auréoles plus ou moins étendues.

Le 10 décembre dernier, il n'éprouvait que quelques troubles de la vision, c'est-à-dire que les objets lui paraissaient moins nets, leurs contours étaient moins accentués ; il accusait encore dans les yeux quelques picotements, puis tout à coup il perdit la vision à tel point qu'il ne pouvait distinguer le jour de la nuit. Ces accidents persistèrent deux jours. Le troisième il pouvait se diriger dans son appartement, mais rien au-delà.

Jusqu'au 10 mars les symptômes augmentèrent : cependant de l'œil gauche il pouvait encore distinguer les gros caractères d'une affiche ; l'œil droit était plus malade. Il voyait toujours des auréoles autour des flammes.

Le 19 mars, M. le D\ Galezowski faisait sur les deux yeux l'iridec'omie, puis petit à petit, ces opérations étant impuissantes, le malade perdit de plus en plus la vue ; il éprouvait en même temps des douleurs périorbitaires et au fond de l'œil, douleurs intolérables contre lesquelles les médicaments es plus variés furent employés : sangsues, valérianate de quinine, etc.

A l'examen, on constate une dilatation extrême des pupilles, les iris présentent les traces de l'opération subie. Les yeux sont très-durs à la pression. Par la manœuvre ordinaire on ne peut faire naître la sensation de phosphènes chez ce malade. A l'examen ophthalmoscopique, la pupille est si fortement excavée qu'elle ne peut être embrassée tout entière dans le champ d'examen : les vaisseaux y sont fortement congestionnés.

On institue le traitement suivant :

Un jour on fait une instillation dans chaque œil d'une goutte d'une solution de chlorhydrate de pilocarpine à raison de 0,20 centigr. pour 10 gr. d'eau de laurier-cerise ; le lendemain une injection sous-cutanée dans la région temporale avec une solution moitié plus forte.

Sous l'influence de ce traitement, le malade prétend pouvoir dire si, pendant la nuit, il se trouve dans l'obscurité ou en présence d'une lumière, il distinguerait des étoffes blanches ; nous nous arrêtons peu à ces assertions que, vu l'état de la pupille et l'atrophie du nerf optique, nous croyons être une pure illusion.

Mais il y a un fait sur lequel nous ne saurions trop insister : c'est que sous l'influence de ce traitement, les douleurs qui étaient si intenses et une véritable torture pour le malade, ont complètement disparu. Si on fait l'examen ophthalmoscopique, alors que le malade est sous l'influence du médicament, il est aisé de constater une diminution dans la congestion des vaisseaux rétiniens.

OBSERVATION VII. — *Kératites strumeuses-glaucome.* (Clinique du D\ Galezowski, personnelle).

V. Fr., âgée de 33 ans, porte dans tout son habitus extérieur les signes non douteux de la diathèse strumeuse. Elle eut, dans son existence, de nombreux érysipèles qui semblent avoir été indépendants des évolutions menstruelles.

A la suite d'un courant d'air, ses yeux s'injectèrent ; les jours suivants ils furent collés le matin. Examinés par un spécialiste, le diagnostic de Keratoconjonctivite fut porté.

Petit à petit sa vue se troubla ; elle commença à voir un voile léger qui peu à peu devint plus épais et qui aujourd'hui empêche toute vision nette des yeux : c'est ainsi qu'il lui est impossible de distinguer les formes des objets et des êtres qui sont en face d'elle, mais cependant elle distingue bien les lueurs et reconnaît le jour de la nuit.

Les milieux de l'œil sont transparents, la pupille est fortement dilatée : l'œil à la pression est dur : à l'examen ophthalmoscopique la pupille est excavée et présente la forme d'une cupule : cette disposition est plus marquée du côté droit. Jamais cette affection ne s'est accompagnée de douleurs.

Elle est en traitement depuis huit mois. Sous l'influence d'instillation d'une solution d'atropine les phénomènes inflammatoires du début sont complétemeut disparus, mais la diminution de la vision a toujours augmenté ; la pommade à l'oxyde rouge d'hydrargyre, les vesicatoires, les purgations répétées sont restés sans effets.

Aujourd'hui 29 juin, première instillation. Une goutte de la solution de 20 pour 1,000. Au bout de peu de temps la pupille se contracte, la vision devient plus nette sans être complète : la malade peut lire des caractères de 8 centimètres. Pas de troubles généraux, sauf quelques douleurs périorbitaires passagères. Dans les moments qui suivent l'instillation, la vision au loin est impossible.

Depuis on alterne les instillations et les injections sous-cutanées et sous l'influence de ce traitement une amélioration notable se fait sentir. Voici ce qui se passe.

Après l'instillation, augmentation des troubles de la vision au loin pendant trois quarts d'heure à une heure, puis vision bien plus nette au loin comme au près et la malade peut se livrer à ses occupations d'intérieur : ces bons effets sont encore manifestes 12 heures après l'instillation.

Après chaque injection, alors que la malade n'est plus sous l'influence de 'instillation, les troubles de la vision sont moins prononcés qu'avant l'injection et un mieux nouveau peut être constaté après chaque nouvelle injection. On n'observait qu'un mieux passager lorsqu'on se contentait des' instillations pures.

Nous devons encore à la complaisance du Dᴿ Coursserant, spécialiste de grand avenir, les cinq observations qui suivent, sauf en quelques points, complétement d'accord avec nos propres opinions. Et ces quelques points nous imposent, pour que notre impartialité ne soit pas mise en cause, l'obligation de transcrire textuellement le manuscrit qui nous a été confié.

OBSERVATION III. — *Amblyopie toxique* (tabac et alcool). Diminution considérable de l'acuité visuelle. Traitement par les injections de chlorhydrate de pilocarpine. — Rapidité de la guérison.

Schmitt, gardien de la paix, âgé de 46 ans, m'est adressé à ma clinique par mon confrère et ami M. le Dr Coqueret, médecin en chef de l'ambulance municipale, qui me demande un diagnostic sur son affection. Ancien militaire, ce malade, robuste, ne présente aucun antécédent.

Il y a trois mois, un brouillard s'est abattu sur sa vue presque subitement. Ce brouillard a été en augmentant, et est devenu tellement épais, dit-il, qu'il ne peut plus distinguer à 10 ou 12 mètres un homme d'une femme. Avant de se présenter à moi, le malade a consulté deux de mes confrères, spécialistes distingués de Paris; tous deux ont posé le diagnostic, amblyopie toxique. L'un a ordonné du bromure de potassium et un collyre à l'érésine; l'autre a pratiqué 12 ou 15 injections de strychinine à la tempe. Ces deux médications, au dire du malade lui-même, n'ont apporté aucun changement dans son état.

Au premier examen, voici ce que donne l'acuité, prise à la distance de 6 mètres (dioptries) :

$$O. D. = D. 60$$
$$O. G. = D. 24$$

A l'ophthalmoscope, l'examen, rendu facile et très-complet par une dilatation de la pupille moyenne et non provoquée par l'atropine, montre des deux côtés des papilles normales, mais offrant ce halo grisâtre, cette teinte plombée, caractéristique des amblyopies toxiques.

Première injection de 2 centigr. à la tempe droite. Salivation abondante, sueurs peu abondantes après 15 minutes; l'acuité a déjà monté :

$$O. D. = D. 36$$
$$O. G. = D. 18$$

Le lendemain, l'acuité est remontée à ce qu'elle était avant la première injection.

Deuxième injection à gauche (2 centigr.) à la tempe. Mêmes phénomènes. Après 15 minutes :

$$O. D. = D. 24$$
$$O. G. = D. 12$$

Lit déjà avec O G, n°   , D. 1, 25.

Troisième injection à la nuque.

$$O. D. = D. 18$$
$$O. G. = D. 12$$

Quatrième injection au bras droit.

$$O. D. = D. 12$$
$$O. G. = D. 12$$

Une injection est pratiquée tous les ljours, tantôt à la tempe, tantôt au bras. Les phénomènes généraux sont les mêmes. L'acuité monte de jour en jour et se maintient.

Après chaque injection, l'acuité a toujours monté, seulement, pendant les premiers jours, le mieux obtenu ne se maintenait pas le lendemain. Disons aussi, qu'après la deuxième injection, le malade a pris chaque jour un milligramme de strychnine.

Le 6 juillet, Schmitt lit avec chaque œil 6 D. à 6 mètres. S = donc 1.

La lecture, depuis, est toujours défectueuse et hésitante, pourtant, avec l'œil droit; lit n° D. = 0,8.

Avec l'œil gauche, lit n° D. = 1.

Avec les deux yeux, lit n° D. = 0,8 plus facilement.

La vision des couleurs abolie avant le traitement pour le rouge, vert et jaune, a monté comme l'acuité; pourtant, il existe encore un peu d'hésitation pour le rouge à la fixation centrale. L'ophthalmoscope permet de voir que la teinte plombée papillaire a disparu; aujourd'hui, les nerfs sont franchement rosés.

Nier ici l'action de la pilocarpine serait repousser l'évidence. Expliquer le mode d'action nous paraît plus difficile. Il y a là une action rapide et intime sur le système nerveux, puisque, aussitôt après l'injection, l'acuité monte toujours. Cette action doit porter sur le système nerveux tout entier, puisque la place où est faite l'injection, importe peu dans l'expérience (tempe, nuque, bras). Mais, dans ce cas particulier, l'effet thérapeutique doit tenir à cette salivation énergique, accompagnée de sueurs générales, qui éliminent l'agent morbide, et favorisent la nutrition, un moment arrêtée par le poison. Cette observation est, croyons-nous, la première qui ait été publiée, à notre connaissance, au moins en France. Nous serions trop heureux si nos confrères voulaient, à leur tour, essayer le médicament dans les amblyopies toxiques, car l'observation d'un fait isolé ne nous permet pas de formuler une thérapeutique absolument sans appel.

OBSERVATION IX. — *Double névrite optique*—Phénomènes généraux. — Diminution de S. Injection de pilocarpine. — Résultat nul. (Tumeur cérébrale)?

OBSERVATION X. — Mme M..., 46 ans, soupçon de syphilis ancienne. — Hébétude. Douleur de la tête, perte de la mémoire. — Faiblesse des jambes avec fourmillement. Jamais de strabisme, ni de diplopie. Traitement mercuriel. La névrite tombe, — L'acuité monte, mais reste toujours mauvaise. Injection de 2 centigr. de pilocarpine le 19 juin.

Sueurs profuses, salivation abondante, douleur précordiale. L'acuité est meilleure, au dire du malade, mais rien de précis dans ses réponses.

Le 20 juin. Nouvelle injection. — Mêmes effets, mêmes réponses.

Le 21 juin. Troisième injection. — Douleur précordiale vives, presque syncope. Vue très-mauvaise.

Le 22 juin. La vue est plus brouillée qu'avant les injections. La malade se refuse à de nouvelles injections.

OBSERVATION XI. — *Choroïde équatorial* au 1er degré.

Deux foyers au bas, sur l'œil droit, cataracte pointillée double. Diminution de S. Douleur à la pression et pendant les efforts accommodateurs.

Ume injection de pilocarpine au bras. Sueurs profuses. Salivation peu abondante. Syncope. Grande faiblesse consécutive. Pas de nouvelles tentatives.

OBSERVATION XII. — *Kératites chroniques*. Suite d'ophthalmie
granulaire. Iritis double.

Berjelin, 26 ans, employé dans les chemins de fer, au Havre, se présente à ma clinique le 31 mai 1878. Ce jeune malade a été soigné à l'âge de 17 ans par mon père, pour une ophthalmie granulaire double, des plus graves. Cette terrible affection, longtemps rebelle aux différents traitements mis en usage, avait cédé en lui laissant sur les conjonctives palpébrales les cicatrices bien connues. De plus, l'épithélium cornéen altéré rendait ses yeux sensibles et tendres, suivant l'expression du malade.

Depuis 1869, à part quelques poussées de kérato-conjonctivite, que le malade avait traitée lui-même, l'état de ses yeux était tellement satisfaisant, qu'il était employé dans les bureaux de son administration, lorsque, au mois de mai dernier, il fut subitement pris de douleurs ciliaires vives, accompagnées de photophobie intense et de troubles visuels, tels qu'il ne peut se conduire au grand jour.

Il vient demander nos soins le 31 dudit mois.

La photophobie est extrême. Les deux cornées sont envahies par une suffusion généralisée, qui permet, pourtant, d'apercevoir deux pupilles contractées, irrégulières, surtout à gauche. L'état des cornées empêche de se renseigner sur le plus ou moins de limpidité des chambres antérieures.

Quelques instillations d'atropine décèlent de nombreuses mais fines synéchies, principalement sur l'œil gauche ; de ce côté, les douleurs ciliaires sont plus accusées.

Pas de syphilis, pas de rhumatisme. mais une constitution lymphatique avérée, glandes, croûtes au nez.

Le malade entre à ma clinique. Dès le premier jour, il est soumis à une injection de 2 centigr. de chlorhydrate de pilocarpine à la tempe. Le traitement est complété par des compresses trempées dans une infusio-aromatique chaude (lavande et camomille), et maintenues sur les yeux pendant 2 ou 3 heures, par des instillations d'atropine pratiquées trois fois par jour au moment des compresses (10 à 12 gouttes chaque fois d'un collyre à 0,10 centig. par 30 grammes, mises à plusieurs reprises. L'atropine aussi employée, lorsque l'œil est sous l'influence de la chaleur humide rendue excitante par les aromatiques, nous a toujours paru agir mieux et plus promptement.

Enfin, pendant la nuit, les yeux sont bandés méthodiquement. (Vin de quinquina aux repas.)

Les injections de pilocarpine poussent peu à la sueur, mais, en revanche, la salivation est abondante. Un peu d'anxiété précordiale. Les mêmes phénomènes se produisent, que la malade soit au lit, ou laissé libre dans sa chambre.

Au bout de 8 jours, un mieux considérable s'est manifesté. La photophobie est presque totalement disparue, les cornées s'éclaircissent laissant voir à droite une pupille moyennement mais régulièrement dilatée, — à gauche, la dilatation est plus paresseuse ; de plus, cet œil, légèrement dur au toucher, est un peu douloureux spontanément et sensible à la pression ; dans la chambre antérieure, plus profonde qu'à droite, nagent quelques fins flocons.

On continue le même traitement pendant 8 jours encore. L'étude de l'œil gauche restant stationnaire le 15 juin, je pratique une paracentèse. Le soir de cette petite opération, plus de douleurs, pupille largement dilatée : un pointillé pigmentaire capsulaire démontre la rupture complète des synéchies.

Le 20 juin, la vue est redevenue ce qu'elle était avant cette poussée d'iritis. — (L'acuité n'ayant pu être prise à l'entrée à ma clinique, les renseignements du malade pouvaient seuls nous guider.)

Si nous nous reportons à la marche et à la durée des iritis à peu près semblables que nous avons pu observer, nous ne pouvons nous empêcher de dire qu'avec le traitement classique ordinaire (mercure, atropine, compresses et sudations) nous n'aurions certainement pas eu un résultat aussi rapide et aussi satisfaisant.

L'effet thérapeutique de la pilocarpine nous parait ici manifeste. Par les sudations ordinaires nous aurions eu à grande peine et avec mille précautions ennuyeuses pour les malades, des sueurs profuses, c'est vrai, mais l'effet sialagogue ne se serait pas produit.

Ne serait-il pas pour beaucoup dans cette guérison, puisque chez ce malade, c'est justement lui qui a dominé tous les autres phénomènes produits par la pilocarpine ?

Que conclure de toutes ces observations? Dans quelques-unes il y a diminution, disparition même de l'élément douleur, et on ne pourrait nier que dans ces cas la douleur ne soit due à une augmentation de la tension intra-oculaire; cet élément éliminé, la douleur disparaît. Dans les autres observations, nous voyons des corps flottants dans les humeurs de l'œil, des dépôts, etc., disparaître en quelques jours et après un petit nombre d'injections; à la suite de celles-ci la vision redevenir aussi nette qu'auparavant. N'est-ce pas une preuve que sous l'influence de ces injections la tension de tout le système artériel a considérablement diminué, que la circulation est plus rapide, et qu'ainsi les milieux de l'œil se renouvellent plus rapidement. N'est-ce pas encore ainsi qu'on peut considérer les résultats obtenus dans un cas d'amblyopie par intoxication alcoolique et nicotique? Ces déperditions dues au chlorhydrate de pilocarpine sans aucun doute doivent faciliter l'élimination des substances toxiques.

Mais, en thérapeutique oculaire, on fait encore usage d'*instillations dans l'œil*. Sous l'influence de celles-ci, la pupille se rétracte à un point tel qu'au bout de quelques heures elle ne présente plus que l'aspect d'un point.

Nous nous proposons d'étudier le mode d'action du chlorhydrate de pilocarpine en cette circonstance. Cela nous sera d'autant plus aisé que, nous étant mis en observation nous-même, nous avons pu en étudier les effets pour ainsi dire minute par minute. Nous engageons donc à se reporter à l'expérience IV, page 24.

L'action porte sur l'iris qui se contracte, au bout d'une demi-heure environ, mais en même temps elle porte également ment sur le muscle accommodateur : nous voyons, en effet, dans la première demi-heure la vision au loin devenir moins nette, et petit à petit le sujet en expérience devenir excessivement myope. Il y a une contraction intense du muscle accommodateur, grâce à laquelle les objets rapprochés deviennent plus distincts ; ceux éloignés, au contraire, restent indistincts.

L'action sur l'iris dure plus longtemps : chez nous-même, comme chez les malades que nous avons soumis à notre traitement nous avons vu ces effets persister dix ou douze heures après l'instillation. Il y a donc dans ce médicament un agent myotique des plus puissants : une goutte instillée dans l'œil atteint de mydriase paralytique amène une telle contraction de la pupille, qu'au bout d'une demi-heure cette dernière mesure à peine 1 millimètre de diamètre.

Ce résultat a été obtenu dans la clinique de M. le Dr Galezowski chez un grand nombre de malades et, dès aujourd'hui, on peut avancer que la pilocarpine ne le cède en rien aux propriétés de l'éserine. Elle offre, en outre, cet avantage qu'elle ne provoque aucune irritation. Il n'en est pas de même de l'éserine, dont l'usage prolongé peut occasionner, selon M. Galezowski, des douleurs péri-orbitaires, des nausées, des vomissements même, et provoque souvent des conjonctivités les plus intenses.

Nous pouvons ajonter que la durée de l'action de l'éserine ne dépasse guère deux à trois heures, l'action du chlorhydrate de pilocarpine existe encore pendant douze heures.

Mais comment agit le chlorhydrate de pilocarpine ? Est-ce sur les filets nerveux du grand sympathique ou sur ceux du moteur oculaire commun ? Le médicament a-t-il une action spéciale sur les fibres de l'iris ? Qu'il nous soit permis, en face d'une question si difficile à résoudre, de rester dans le vague. Cependant, chez notre lapin (expér. V, page 23), la contraction pupillaire existe très-nette des deux côtés ; elle est plus marquée du côté où le grand sympathique est détruit. On pourrait presque croire que cette substance agit plutôt sur le moteur oculaire commun, et que si l'action est moins marquée de l'autre côté, c'est que des fibres du grand sympathique viennent contre-carrer l'effet constrictif.

Ce médicament doit entrer et est déjà entré dans la thérapeutique oculaire. Qu'il nous soit permis de relater ici plusieurs circonstances où nous avons pu en faire usage :

OBSERVATION XIII. — *Paralysie de la* 3ᵉ *paire* (droit interne, droit infér.) *Mydriase traumatique* (clin. du Dr Galezowski, personnelle).

Le 10 mai dernier, en faisant des armes avec des camarades, Gaspard (Pierre), capsulier, reçut un coup de bouton de fleuret vers le point inférieure de la partie interne de l'œil.

Au moment de l'accident, il s'écoula du sang en assez grande quantité à travers la commissure palpétrale; il y eut rupture vasculaire qui se caractérisa les jours suivants par une ecchymose limitée à l'angle interne du globe oculaire et qui dura environ quatre jours.

Au moment de l'accident et dans la demi-heure qui suivit, au dire du malade lui-même, l'œil était remonté ; il était venu se cacher sous la paupière supérieure. Pendant cette même demi-heure, le malade ne put voir ; puis la vision revint peu à peu, mais toujours indistincte, et aujourd'hui il est impossible au malade de lire. L'accommodation est très-difficile.

A l'examen, on constate que l'œil se tient presque toujours soit en dehors, soit en haut. Si on ordonne de porter l'œil soit en bas, soit en dedans, cela lui est complètement impossible : au contraire, les mouvements d'élévation et d'abduction sont faciles. Il y a donc paralysie des muscles droit interne et droit inférieur.

La pupille est fortement dilatée. Son diamètre est d'environ 7 millimètres; elle obéit encore, mais très-peu, aux excitations par la lumière. Il y a donc mydriase.

L'examen ophthalmoscopique ne laisse découvrir aucun trouble et aucune altération des milieux de l'œil et des membranes, pas de troubles de la sensibilité à la pression.

Aujourd'hui 26 juin. Instillation, dans l'œil, d'une goutte de la solution ordinaire. Au bout de 20 minutes le médicament commence à agir : la mydriase diminue au bout d'une demi-heure environ, la pupille ne présente plus que deux ou trois millimètres de diamètre. Le malade qui, avant l'injection, ne pouvait lire des caractères de 5 millimètres, lit au moment de la plus grande rétraction, des caractères de 1 millimètre 1/2. Au moment où il quitte la clinique, aucun trouble morbide, sauf une dificulté de la vision au loin.

Il se représente le lendemain 27. L'œil est revenu à une dilatation moyenne : il n'existe presque aucune différence entre les deux pupilles. Nouvelle instillation dans les mêmesproportions.

27 juin. L'état reste le même, la pupille, sous l'influence du traitement, n'a pas repris la dilatation qu'elle avait au moment ou le malade s'est présenté à la clinique.

Les mouvements des nerfs droit interne et droit inférieur semblent plus faciles.

6 mai. Le mieux s'est beaucoup accentué dans tous les sens : le malade continue ses instillations chez lui.

OBSERVATION XIV. — P. G., 31 ans, cirier. *Mydriase specifique* (clin. du Dr Galezowski, personnelle).

A eu la syphilis il y a quelques années. Petit à petit, dans ses derniers temps, il s'est aperçu que sa vue s'obscurcissait. Des personnes qui l'observèrent constatèrent, en même temps, que ses pupilles se dilataient. On lui appliqua des sangsues à la tempe et un vésicatoire derrière l'oreille. Après 5 à 6 jours, il vint à Paris consulter le Dr Galezowski : à ce moment, la lecture lui était impossible.

Le traitement qui fut institué, consista en instillations de la solution suivante -

> Eserine.. . . . .   0,02 centigr.
> Eau distillée. . . . . .   10 grammes.

Chaque fois que ces instillations furent faites, il se produisit un mieux presque immédiat.

Le 27 juin, au soir. Je commençais le traitement par le chlorhydrate de pilocarpine. Il est fait dans l'œil une instillation d'une goutte de la solution suivante, à 3 heures de l'après-midi :

> Chlorhydrate de pilocarpine . .   0,40 centigr.
> Eau de laurier-cerise.. . . . . .   10 grammes.

Quelques minutes après l'instillation, le malade qui, auparavant, ne pouvait lire des caractères de 7 millimètres, lit maintenant des caractères de 2 millimètres 1/2. La pupille a environ 2 millimètres de diamètre.

Je le revois le soir à 7 heures, les effets se maintiennent.

Mais ses affaires l'obligent à retourner, le soir même, dans son pays : une lettre que j'ai reçue de lui m'apprend que les effets se sont maintenus depuis. La mydriase ne reparaît guère que 12 heures après chaque instillation.

Suivant mes indications, il ne doit faire de nouvelle instillation que lorsque la pupille du côté malade commence à dépasser en diamètre celle du côté sain et, d'après ses lettres, il n'aurait guère à faire ces instillations que toutes les 12 à 15 heures.

Nous avons eu encore quelques autres exemples de mydriase dans lesquels il nous a été permis d'employer avec succès le chlorhydrate de pilocarpine en instillation. Nous regrettons que l'étendue déjà considérable de ce travail ne nous permette pas d'en reproduire ici les observations. Mais nous croyons pouvoir avancer que sans guérir la mydriase, le plus souvent simple symptôme et tenant à une affection plus générale, elle en atténue les effets pendant un laps de temps assez considérable pour que le malade ne s'aperçoive pas des inconvénients de sa mydriase.

CONCLUSIONS

En résumé :

Nous croyons que le chlorhydrate de pilocarpine pourra rendre les plus grands services dans la thérapeutique oculaire.

Nous lui reconnaissons deux effets bien distincts selon qu'on l'utilise en injections ou en instillations.

En injection, on observe des phénomènes généraux, d'abondantes déperditions qui s'accompagnent d'une diminution de tension oculaire et d'un renouvellement plus rapide des milieux de l'œil ; l'emploi du chlorhydrate de pilocarpine sous cette forme sera tout indiqué dans les glaucomes aigus et chroniques, les iritis, les corps flottants du corps vitré, certaines opacités de la cornée, enfin les intoxications. Grâce à elle, dans ces derniers cas on verra disparaître rapidement le poison. Dans nombre de cas, le médicament produira une guérison complète ; dans d'autres, il fera disparaître un certain nombre de symptômes souvent des plus pénibles, par exemple la douleur dans le glaucome. Dans deux observations du Dr Coursserant, nous voyons des accidents du côté du cœur qui, s'ils se reproduisaient chaque fois, devraient faire repousser cette substance ; mais nous pouvons assurer que chaque fois que nous avons procédé à nos injections, que ce soit sur des hommes ou sur des femmes, jamais nous n'avons observé de tels accidents. C'est que nos doses sont bien moins fortes : notre solution est à raison, pour nos injections, de 0 20 centigr. de chlorhydrate de pilocarpine pour 5 gr. d'eau de laurier-cerise. De cette solution, nous n'injectons que 5 à 6 gr., et nous pouvons assurer qu'à cette dose nous obtenons des effets aussi puissants que le Dr Coursserant, et que nous ne croyons pas nous exposer aux accidents qu'il signale dans les quelques observations qu'il a bien voulu mettre à notre disposition.

En instillation, le chlorhydrate de pilocarpine agira comme un myotique puissant ; son indication est tout indiquée dans les cas si nombreux de mydriase, quelle qu'en soit la cause. On préférera la pilocarpine à l'ésérine, parce que, comme le fait observer le Dr Gallezowski (1), son emploi ne s'accom-

(1) Société de biologie. Séance du 26 octobre 1877.

pagne d'aucune irritation et que sous son influence la contraction dure bien plus longtemps.

Le chlorhydrate de pilocarpine pourra encore être employé
à la place de l'éserine dans ces cas qui ont été signalés par
M. Gubler, ces paralysies consécutives aux grandes pyrexies
et aux maladies aiguës. Il existe alors des troubles de la vision
qui semblent se rattacher à des paralysies secondaires et qui
sont caractérisées par de l'asthénopie, de la faiblesse des
muscles intrinsèques de l'œil. Ne pourrait-on pas encore
l'employer, comme M. Gubler le fait, avec l'éserine, comme
traitement de certains cas de presbytie, notamment dans
cette presbytie qui n'est pas constante et qui semble revenir
par saccades (1). Il est bien entendu que dans ces diverses circonstances ce sera toujours aux instillations que nous aurons
recours.

Nous arrêtons ici ce travail. Nous sentons nous-même combien il est imparfait et à quelles critiques il laisse prise ; mais
le peu de temps qu'il nous a été permis de lui consacrer,
l'honnêteté avec laquelle il a été rédigé, puisque toujours
nous avons préféré montrer nous-même nos points faibles ; et
plutôt que d'inventer des faits et d'annoncer comme vues des
preuves que d'autres trouveront, nous avouons que notre peu
d'expérience de l'expérimentation nous les a laissées
échapper. Toutefois, comme nous le disions au début, nous
serions heureux, si, grâce à nous, l'attention de nos confrères
était attirée de ce côté et s'ils voulaient bien expérimenter
dans leur propre clientèle le chlorhydrate de pilocarpine.
Nous serions heureux si notre travail devenait le point de
départ d'autres travaux analogues, dans lesquels, par exemple, seraient étudiées complètement les propriétés toxiques
de ce médicament ; dans lesquels encore on parviendrait à

(1) *Gazette des Hôpitaux*, 19 février 1876.

en donner le dosage exact, celui où il peut rendre service,
celui où il peut nuire. Comme dernier desideratum, engageons
les chimistes à se livrer à de nouvelles études, qu'ils décou-
vrent de nouveaux modes de préparation et d'extraction et
qu'ils fassent en sorte que ce médicament, tout en conservant
ses propriétés, soit d'un prix plus abordable pour les classes
pauvres.

Paris. — Typ. Collombon et Brûlé, rue de l'Abbaye, 22.

9 782014 079272